Усовершенствование Вашей Физической Энергетической сферы

Шям Мехта

Такое ли у вас здоровье и физическое состояние, какими они должны быть?

Довольны ли Вы своим тела?

Ответом на эти вопросы будет нет, не такие, и Вы не довольны

Шям Мехта, 1952 – 2009
Усовершенствование Вашей
Физической Энергетической
сферы

Том 8, Собрание Центра Любящего
Сердца
ISBN 1-4121-5167-8

Электронная почта:
love@lovingheartcentre.net
Наш адрес в Интернет:
www.lovingheartcentre.net

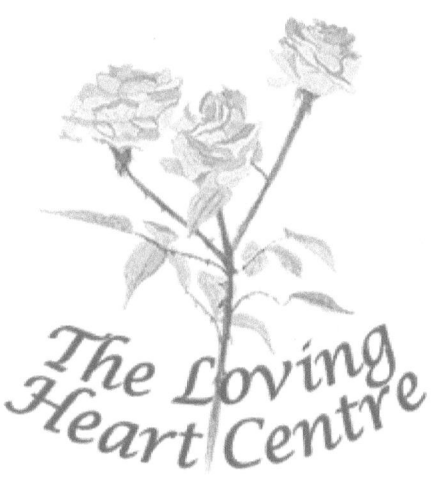

Мои работы

Я написал 42 книг, которые приведены ниже. Каждое слово во всех книгах пришло непосредственно от Бога Шри Кришна. Но современному западному уму эти книги часто не по вкусу. То что в них говорится кажется иногда смешным. Иногда абсурдным. Но если каждую фразу внимательно рассмотреть медитативным путём, можно набрать багаж правды, который поможет вам в жизни. Например, если взять мою книгу «Совершенствование своей сферы эмоциональной энергии», и просто смотреть в течение 3 минут на мою картину, представленную на обложке, то волнение вашей эмоциональной энергии (после того, как вы были расстроены, грубость, злость и т.п.) будет излечено. Я не думаю, что в чём-нибудь ошибся, передавая то, что сказал мой Бог.

Что представляет сегодня западный мир? Весь мир сегодня западный. Так что, когда я говорю «предвзятый западный ум», я рискую изменять весь мир. Таково моё внутреннее существо или существо Бога. Хотя в этом проекте Он кажется делает доброе дело.

Книга шуток (A Book of Jokes), ISBN: 978-1-4092-9071-1

Приятные, не сексуальные и не расистские шутки.

Руководство мужчины по достижению любви и счастья (A Man's Guide to Developing Love and Happiness), ISBN: 1-4121-5210-0

Я показываю и мужчинам и женщинам, что счастливую жизнь можно вести более спокойным путём, чем вам кажется.

Астрология и анализ снов (Astrology and Dream Analysis), ISBN: 978-1-4092-9024-7

Ваше астрологическое число. Послания из ваших снов. Система Аллаха.

Моя автобиография (Autobiography of me), ISBN: 978-1-4092-8654-7

Кто я действительно такой.

Христианство (Christianity), ISBN: 978-1-4092-9112-1

Почему всё зло мира начинается отсюда. Почему это сейчас уже история.

Экономика (Economics), ISBN: 978-1-4092-9137-4

Оригинальный практический взгляд на эту старую «науку».

Заключительные размышления (Final Thoughts), ISBN: 978-1-4092-8953-1

Здесь подытоживаются наиболее практичные из всех мудрых идей, которые необходимы, чтобы вести здоровую, счастливую, заполненную радостной любовью жизнь.

Будущий мир (Future World), ISBN: 978-1-4092-9058-2

Какова разумная оценка главных факторов, которые будут влиять на вас в течение следующих 20 лет?

Бог (God), ISBN: 978-1-4092-8918-0

Предсказания. Решать следует вам.

Здоровье (Health), ISBN: 978-1-4092-9052-0

Что такое «делать». Что делать. Что не делать.

Как учить своего ребёнка английскому языку (How to Teach Your Child English), ISBN: 978-1-4092-9135-0

Лучший метод.

Как учить своего ребёнка общим знаниям (How to Teach Your Child General Knowledge), ISBN: 978-1-4092-9104-6

Большая часть из того, что он учит, ему не требуется. Здесь говорится о том, что ему требуется.

Как учить своего ребёнка математике (How to Teach Your Child Maths), ISBN: 978-1-4092-9103-9

Полный курс математики, простым образом изложенный математиком.

Набор инструментов человека для самоанализа (Human Being Self Analysis Kit), ISBN: 1-4121-5380-8

Насколько хорошо работают ваши половые органы, тело, эмоциональный центр и ум?

Индийский брак (Indian Marriage), ISBN: 1-4121-5321-2

Как достичь долговременного счастливого супружества?

Индийская философия и религия (Indian Philosophy and Religion), ISBN: 1-4121-5211-9

Индийская философия помогает достичь цели в жизни.

Уроки от животных (Lessons from Animals), ISBN: 978-1-4092-8897-8

Ваша иммунная система серьёзно повреждена. Почему это не происходит у диких животных?

Естественная медицина (Natural Medicine), ISBN : 1-4121-4384-0

Что вам поможет, а что – нет.

Оксфордский университет (Oxford University), ISBN: 978-1-4092-9098-8

В этом мире только швейцарские университеты могут быть хуже. Почему важно это знать.

Люди без одежды (People with no Clothes), ISBN: 1-4121-5365-4

Почему Бангалоре, Индия, является местом, которое существовало 50.000 лет назад.
Сколько у них было детей?
Где сегодня люди без одежды?

Совершенствование своей сферы эмоциональной энергии (Perfecting Your Emotional Energy Sphere), ISBN: 1-4121-5164-3

Вам требуется справиться с корневой причиной, единственной эмоциональной болезнью, которая пагубно действует на вас.

Совершенствование своей сферы энергии любви (Perfecting Your Love Energy Sphere), ISBN: 1-4121-5169-4

Любовь необходимо искать. В эту эпоху она не падает с неба. Она требует и усилий, и времени.

Совершенствование своей сферы умственной энергии (Perfecting Your Mental Energy Sphere), ISBN: 1-4121-5165-1

Совершенный ум поглощает информацию, которая вам нужна, беспристрастно её анализирует и затем принимает решение.

Совершенствование своей сферы физической энергии (Perfecting Your Physical Energy Sphere), ISBN: 1-4121-5167-8

Является ли ваше тело сильным здоровым и находится ли в хорошей форме? Довольны ли вы состоянием своего тела?

Совершенствование своей сферы сексуальной энергии (Perfecting Your Sexual Energy Sphere), ISBN: 1-4121-5163-5

Вам требуется активная половая жизнь со своим супружеским партнёром. Какие шаги необходимо предпринять, чтобы достичь этого?

Поэмы и песни (Poems and Songs), ISBN : 978-1-4092-8831-2

Поэзия – это проза, которая звучит в рифму. Здесь несколько красивых поэм и песен.

Физика (Physics), ISBN: 978-1-4092-9114-5

Абсурд в современной физике. Настоящие законы физики.

Наука (Science), ISBN: 1-4121-5235-6

Новые отрасли науки, предназначенные помочь миру.

Шримад Бхагавад Гита и комментарий (Shrîmad Bhagavad Gîtâ and Commentary), ISBN: 978-1-4092-8758-2

Забудьте о других переводах и комментариях. Этот перевод предназначен для вас.

Духовное и религиозное путешествие (Spiritual and Religious Journey), ISBN: 1-4121-5206-2

Все ваши энергетические сферы должны быть удовлетворены. Необходимо начать со своей сексуальной энергии.

Рассказы для детей (Stories for Children), ISBN: 978-1-4092-8990-6

Занимательные рассказы, которые заставляют забыть о телевизоре, компьютерах и других ужасах современности.

108 голов Господа Патанджали (The 108 Heads of Lord Patanjali), ISBN: 1-4121-5160-0

Пользуясь простой математической логикой, я показываю, что Йога-Сутры представляют собой ловушку для учёных.

Восемь священных писаний Индии (The Eight Sacred Texts of India), ISBN: 1-4121-5162-7

Я показываю, что писания были тщательно продуманы, чтобы впечатлить и воздействовать на персидских правителей Индии.

История Мира (The History of the World), ISBN: 1-4121-5166-X

С самого начала Вселенной для всей её истории присутствует единственная причина.

Психология разума (The Psychology of the Mind) , ISBN: 978-1-4092-9042-1

Господин западный психолог, неужели основа моего разума подобна основе разума Ейнштейна или Сталина? Он не знает. В этой книге я представляю оригинальные идеи о том, как вы можете познать себя.

Западная философия (Western Philosophy), ISBN: 1-4121-5207-0

Я подытоживаю, что это такое.

Что следует знать мужчинам о христианских женщинах (What Men Should Know about Christian Women), ISBN: 1-4121-5450-2

Два типа женщин. Обоим типам женщин требуется любовь. Эта книга рассказывает, как любить женщину одного из этих типов.

Что делать со свиным гриппом и другое (What to do about Swine Flu and Other Matters), ISBN 978-1-4092-9077-3

У меня есть противоядие.

Обнажённая женщина (Women laid bare), ISBN: 978-1-4092-8960-9

Предназначение женщин. Их функциональность. Их композиция(и).

Йога (Yoga), ISBN: 1-4121-5161-9

Упражнения йогой, дыхательные упражнения и медитация несут много вредных эффектов.

Йога: по Айенгару, Часть II (Yoga: The Iyengar Way, Part II), ISBN: 978-1-4092-9089-6
Что такое позы, и когда их нужно принимать.

Вы сами и ваш ум (Your Self and Mind), ISBN: 1-4121-5208-9
Сегодня и сам человек и его ум работают неправильно. Я объясняю как можно помочь себе.

Эти книги можно приобрести у большинства книготорговцев. Книги изданы на английском языке и готовятся к изданию на арабском, бенгальском, китайском, мандаринском, французском, немецком, итальянском, португальском, русском и испанском языках.

Многие из моих картин представлены на моём вэб-сайте: **www.lovingheartcentre.net/MyPaintings.htm**

Я написал также много статей для развития понимания экономики и финансов, среди которых:

«Экономика» («Economics»), которая разбивает саму основу всей западной экономической науки и предлагает вместо неё разумную теорию.

«Стоимость акции» («The Value of a Share»), которая объясняет, как можно оценить финансовые или другие средства и показывает, что это нельзя сделать, применяя современная науку о финансах.

«Цена раздраженности» (The Price of Annoyance»), которая объясняет, что происходит в окружающем вас мире.

«Справедливая стоимость пенсии» («Fair Value of a Pension»), которая показывает, сколько стоит ваша пенсия.

«Цена женщины» («The Price of a Woman»), которая поясняет, сколько им нужно платить за секс и отсутствие ссор.

Предисловие

Ваши родители жили в относительно незагрязнённом мире. Вы – нет. Число катастроф, если вы посмотрите на статистику, увеличивается каждый год. Из-за гриппа весь Гонконг вынужден был носить маски. Накатилось цунами.

Вы сами себя обманываете, если утверждаете, что вам не нужно быть в хорошей физической форме, быть сильным и здоровым.

Чтобы быть здоровым продолжительное время, ваш ум должен быть расслабленным и свободным от стрессов. Стресс сегодняшних дней мало понятен людям. Он приносит много, много больше вреда, чем вы можете себе представить. Вам нужно убрать его.

Современные виды спорта с их ориентировкой на соревнование и удаль вредят вам. Вам не нужно заниматься спортом. В спортзал ходить не стоит.

Вам нужно вести умеренно активный образ жизни, в своей диете пить много молока и йогурта, и, чтобы убирать накапливающееся напряжение, каждый день давать выход сексуальной энергии.

Это важнейшие составные части, в которых вы нуждаетесь, если хотите быть здоровым в подготовке к увеличивающемуся количеству катастроф, которые потрясают мир.

Шям Мехта

Центр Любящего Сердца

www.lovingheartcentre.net

21 01 2006

Шям Мехта

Шям занимается йогой с 1957 года, а преподаёт её с 1973 года. Мать его по национальности чешка, а отец – индиец, но самого Шяма привезли в Англию, где он прожил почти всю свою жизнь, получив христианское воспитание.

В колледже он начал интересоваться философией йоги и индуизмом. Позже он принял индусскую веру, а затем, в 2001 году, снял вою индусскую священную нить, с целью полностью посвятить свою жизнь помощи всем добрым людям, чтобы они становились счастливыми. В жизни у него был разнообразный религиозный опыт, и каждое мгновение, свободное от сна, он поклоняется Богу.

Он ведёт «Центр любящего сердца», www.lovingheartcentre.net, благотворительную организацию, которая призвана нести в мир любовь и счастье.

Опыт практики йоги

После того, как мать Шяма сломала позвоночник, ей пророчили пожизненное нахождение в инвалидном кресле. К счастью, в 1956 году она встретила г-на Б.К.С. Айенгара, который помог частично вылечиться.

Почти 40 лет, начиная с 1957 по 1996 год, под руководством г-на Б.К.С. Айенгара Шям изучал йогу. Изучая позы хатха-йоги на занятиях в Лондоне, он раз в год ездил в Индию для углублённой их тренировки. В 1978 году он получил сертификат продвинутого учителя. Шям был прилежным учеником и почитал г-на Б.К.С. Айенгара, как своего отца.

С 1973 по 2001 год Шям преподавал хатха-йогу и в тренировках на своих занятиях искренне передавал послание любви, повторяя пример своей матери. Не смотря на то, что для пропаганды йоги он учил большей частью бесплатно и много занимался благотворительностью, Шям постоянно испытывал неудовлетворённость своими успехами и стремился нести человечеству больше.

В 2001 г. Он основал «Центр любящего сердца», свою организацию, призванную нести в мир любовь и счастье. С того это время он в помощь людям написал сотни статей на самые разные темы, необходимые мужчинам и женщинам в их личностном росте и счастье. Все эти статьи навеяны непосредственно Богом, но опираются на жизненный опыт Шяма.

Самые большие изменения произошли в 2002 году после специального молебна к Шри-Ганеш (индусскому богу, который покровительствует развитию мира). Хотя Шям и был воспитан христианином, во время учёбы в колледже в 1972 – 1975 годах, по мимо йоги, он сильно увлёкся индийской философией и религией. Впоследствии он принял индусскую веру, читал Писания и изучал философию Бхакти (любящее хранение Бога в сердце) по работам великого Шри-Рамануджи, основателя Вишиштадваиты.

После своих молитв к богу Ганеш он снял свою священную нить (она олицетворяет двойное служение – Богу и своей жене) и предался Богу, чтобы принести в мир больше счастья, и особенно, чтобы помогать всем добрым людям ощутить себя счастливыми.

Он отошёл от преподавания хатха-йоги. Вскоре после этого встретился с богиней Аммой (живущей на земле в настоящее время Богиней-матерью, Шри-Мата Амританандамайи Деви) и прошёл её мистическое обучение.

В 2002 году Шям свершил обряд Ишвара Пранидхана (посвящение Богу) и с того момента без всяких отклонений следует воле Господней.

Шям сейчас меньше занимается собственным развитием, полностью сконцентрировавшись на помощи человечеству. Он следует пяти этическим принципам (яма) и пяти религиозным правилам (нияма) дисциплины йоги. До 2004 года он следовал течению карма-йоги, а в настоящее время занимается джнана-йогой. Шям имеет солидный опыт (47 лет) практики асан (поз) йоги, знаком с кундалини-йогой и тантрик-йогой, а также владеет методиками Пранаяма, Пратьяхара и Дхьяна.

Публикации

Ниже приведены вышедшие и готовящиеся к выходу публикации господина Шям Мехта:

- «Yoga, the Iyengar Way», написана в соавторстве со своей матерью и сестрой и опубликована издательством «Dorling Kindersley» в 1991 году.
- «A Commentary and Translation of the Yoga Sutras of Lord Patanjali», готовится к выходу в ближайшее время в издательстве «Health and Yoga».
- «A Man's Guide to Developing Love and Happiness» («Руководство мужчины по достижению любви и счастья»), скоро должна выйти в издательстве «Health and Yoga».
- Словарь выражений на языке Санскрит и их значений, файл типа MS Word
- Любовь в современном мире, диск DVD.
- Соответствие необходимых вам цветов вашему эмоциональному типу, файл типа MS Word.
- Список 313 музыкальных записей, которые необходимы для успокоения расстройства ваших первичных эмоций, файл типа MS Word.

- Произношение выражений языка Санскрит, диск CD.
- Совершенствование своего поля любовной энергии, книга.
- Совершенствование своего поля эмоциональной энергии, книга.
- Совершенствование своего поля умственной энергии, книга.
- Совершенствование своего поля физической энергии, книга.
- Совершенствование своего поля сексуальной энергии, книга.
- Духовное и Божественное путешествие, книга.

Финансовая карьера

До ноября 2004 года Шям работал в различных компаниях финансового сферы:
- «Bacon & Woodrow»: консультирование страхового и пенсионного бизнеса.
- «Shearson LehmanHutton»: помощник директора, проводил всемирные исследования по фирмам, занимающимся страховкой жизни, собственности и несчастных случаев (о судьбе компании можно узнать из статьи «Greed and Glory on Wall Street: The Fall of the House of Lehman»).
- «Tillinghast TowersPerrin»: консультант-исследователь секции страхования жизни, ответственный за направление европейских исследований и развития, специализировался на консультировании по рискам и ценовой политике.
- «Merill Lynch»: директор «Global Industry Specialist Group», работал с многочисленными корпоративными клиентами по стратегии основных фондов и обязательств, первичных и производных ценных бумаг.

- «Watson Wyatt»: с начала 1999 года партнёр по ценным бумагам в страховом бизнесе. Занимался исследованиями и давал консультации, большей частью, по применению современных финансовых принципов к европейским финансовым учреждениям, создавал возможности моделирования активов фирмы.
- «BNP Paribas»: член управляющего комитета подразделения «Financial Institutions Group», руководитель отдела стратегии страхования и пенсионного обеспечения. Помогал корпоративным клиентам компании «BNP Paribas» в управлении финансами, политики слияния и приобретения предприятий, в вопросах рынка капиталов, включая такие темы, как стратегия акционирования, увеличение и управление капиталом, выпуск ценных бумаг, политика активов и обязательств фирмы, применение производных ценных бумаг в управлении балансом предприятия и разработка продукции.
- «Skandia Group»: руководитель управления по долгосрочным финансовым рискам. Исследовал риски, стоимость и стратегические вопросы фирмы «Skandia Group» (Швеция) для её генерального директора, финансового директора и главного актуария.

Как актуария Шяма высоко ценили благодаря его работам, таким как «Оценка рисков страхования», «Квантификация успеха дела по страхованию жизни – стоимость капитала и прибыль на вложения», «Допущение имущественных, деловых рисков и рисков по обязательствам при оценке предприятия по страхованию жизни» и «Финансовая теория установленных схем пенсионных выплат» (которую он написал в соавторстве с Джоном Ексли и Эндрю Смитом).

В его работах постоянно звучала тема о том, что, принимая во внимание многочисленные достижения в финансовой экономике, произошедшие после 1950-х годов, следует отказаться от актуарных методов. Он широко известен по своим выступлениям, статьям и презентациям по современному управлению финансами. Шям читал лекции, например, в школе бизнеса «Stern» Нью-Йоркского университета, в Московском государственном и городском университетах и университете «Hriot-Watt».

Совместно с Эндрю Смитом (партнёром компании «B&W Deloitte») и Джоном Эксли (директором фирмы «Barclays Capital») Шям организовал «GEMS» - организацию, предназначенную для разъяснения профессионалам, которые работают в секторах инвестиций, страхования и пенсионного обеспечения возможностей применения современных методов управления финансами для решения многих вопросов, возникающих в этих областях. Электронная страница GEMS, www.gemstudy.com, содержит многочисленные статьи и заметки на указанные темы.
Работа организации «GEMS» вообще, и Шяма в частности, оказала большое влияние на изменение методов работы финансовых институтов по всему миру, особенно в Европе и США.

Шям ушёл из финансовой сферы и теперь несёт в мир счастье, развивая «Центр любящего сердца».

Личная жизнь

Шям был женат, но в настоящее время холост. Детей у него нет. Живёт в Лондоне и Киеве и время от времени посещает Индию. Родился 7 декабря 1952 года в местечке Енфельд графства Мидлсекс Англии. Его мать была родом из Чехословакии, а отец — выходец из города Гуджерат Индии. Образование получил в Англии и здесь же делал всю свою финансовую карьеру, за исключением шести лет, с 1954 по 1960 годы, которые провёл в городе Бомбей Индии. Шям Мехта выпускник математического факультета Кэмбриджского университета, и до своей отставки в январе 2005 года являлся членом Института актуариев Объединённого Королевства.

Содержание

Введение

Ваши добрые дела рождают счастье, а ваши плохие дела приносят горе. Поэтому, ваше счастье и печаль в целом в этой жизни зависят от того, что вы делали в предыдущей жизни.

Следующий момент, который следует отметить - это, что покой и счастье это разные состояния. Вы можете, если захотите, внести в свою жизнь покой. Даже если у вас физические затруднения, с помощью тренировок, вы можете приспособиться к этим затруднениям и получать удовлетворение. Что важно для вас, так это то, что в действительности вы получаете удовлетворение от состояния вашего тела, а не от тела самого.

Далее, существует много путей исцеления и избавления от физических, сексуальных, эмоциональных, умственных и любовных недугов. Их лечение, однако, не поднимает общий уровень вашего счастья в этой жизни. Если вы курите, то может быть надеетесь, что, бросив курить, в дальнейшем будете подвержены меньшему риску заболеть. Однако, может случиться так, что, вместо лечения в больнице из-за курения, отказ от курения приведёт к тому, что вы попадёте под автобус. Всё это зависит от Господа Бога, такова истинная природа вашего счастья и печали.

Оптимальной стратегией в жизни является исполнение своего долга, помощь другим людям и получение удовлетворения. Получение удовлетворения подразумевает, делать всё возможное, чтобы «разрешить» затруднения в энергетических полях, убрать их оттуда.

Диета

Знать, что для вас хорошо – это не так легко, как может показаться с первого взгляда. Некоторые считают, что человеку во благо пить много воды.

Они имеют ввиду, что это хорошо для вашего тела. Но вы не есть ваше тело.

Ваше тело находится под совместным управлением вами и Богом. Предположим, что Он хочет, чтобы вы выпили алкоголь, а вы решаете, что хотите воды. Что для вас лучше?

В действительности большое количество воды плохо для вашего ума. Что происходит с другими шестью такими же важными энергетическими полями: сексуальным, эмоциональным, любовным, умственным, духовным и божественного присутствия, если вы пьёте много воды? Например, у вас появилась эмоциональная слабость. Примерно через три месяца у вас появится умственная неустойчивость. Какого диетврача это обеспокоит? А когда ваш ум неустойчив, что происходит с телом? Что происходит с вашим телом через два месяца после наступления эмоциональной слабости? Ваша сексуальная энергия тоже нарушена.

А что происходит с вашей сексуальной энергией, если вы принимаете в пищу мясо? Если разрушена ваша духовная энергия, и вы по этой причине не можете стать на путь занятий карма-йогой, вы будете страдать от боли.

Вам не следует обращать внимание на советы, если они не учитывают воздействие определённой диеты или режима или определённого пищевого продукта на все семь энергетических сфер. Какой современный диетврач делает это?

Вам нужно придерживаться нескольких простых правил:
- есть и пить в умеренных количествах и тогда, когда вы думаете об еде или питье
- кушать лёгкую, свежую, вегетарианскую пищу
- свести к минимуму количество искусственных компонентов, пищевых добавок
- как можно больше пить молока и йогуртов.

Глава 1: Поле физической энергии

Ваше поле физической энергии состоит из осознания своего физического тела. Эта энергия настолько положительна, что вы не полностью осознаёте своё физическое тело.

Если вы не полностью удовлетворены своим физическим состоянием, значит вы испытываете затруднения с полем физической энергии. Вы не удовлетворены своим физическим состоянием, если считаете своё тело несовершенным для себя.

Существует пять стихий, которые составляют физический и умственный мир:
- земля (сущность, которую можно ощущать обонянием),
- вода (сущность, которую можно ощущать на вкус)),
- огонь (сущность, которую можно видеть),
- воздух (сущность которую можно чувствовать) и
- эфир (сущность, которую можно слышать).

Соответственно этим пяти элементам тело имеет пять вводов, или питателей: пища, жидкость, тепло и свет, воздух и звук.

Здоровье физического тела происходит и управляется чакрой Муладхара, находящейся в самом начале позвоночника. Если вы хотите достичь здоровья физическими упражнениями, вам следует воздействовать на эту область своего тела и поддерживать её активной.

В этой чакре также находится кундалини – духовная энергия Богини-матери. Сущность занятий религией лежит в очищении ума и тела и, затем, в пробуждении этой энергии, чтобы она возбудила и оживила все остальные чакры перед тем, как окончательно их объединить с энергией Бога, изначально находящейся в чакре Сахасрара в венце головы.

Глава 2: Затруднения в вашем поле физической энергии

Затруднения в ваших энергетических сферах передаются каскадом. Вы не удовлетворены сексуально и, как результат, у вас появляются пагубные привычки, которые ведут к проблемам со здоровьем. Вам не хватает любви - и вы зарываетесь с головой в работу и ведёте неподвижный образ жизни.

Вас ранили эмоционально – и вы гневаетесь и начинаете драку. Когда вы эмоционально расстроены, ваша мысль работает яростно, вы не смотрите, куда идёте и падаете. Конечно, несчастные случаи случаются, но к большинству проблем в поле физической энергии ведут прошлые затруднения в других энергетических сферах.

Теперь давайте рассмотрим болезни и несчастные случаи.

Болезни существуют двух типов – вирусные и не вирусные. И те, и другие неизлечимы: вы будете находится под воздействием болезни, пока ваше тело не обретёт иммунитет и другие системы не переборют эту болезнь, в противном случае вы умрёте. Болезнь можно задавить антибиотиками, а в некоторых случаях, и убить, Но это несёт громадный вред вашим физической и умственной энергетическим системам. В будущем антибиотики не будут использоваться.

Вирусные болезни - это болезни окружающей среды. Вирусы к вам попадают с едой, питьём или дыханием. Они не переносятся касательным контактом.

Не вирусные болезни появляются от неэтичного поведения. К примеру таких болезней можно отнести болезнь сердца, СПИД, рак и так далее.

Существует 14 главных инфекционных болезней. Как уже сказано выше, ни одна из них не лечится: если заболели, то ничего нельзя сделать, чтобы болезнь остановить.

Вот, что сказал 12 октября 2005 г. эксперт Джонатан Кэмпбелл – медицинский консультант Управления естественной терапии хронических болезней:

«Различные агентства США и ООН и Совет по международным отношениям распространяют информацию, что птичий грипп, если он распространится осенью или зимой этого года, может оказаться таким же грозным, как и мировая эпидемия испанского гриппа 1918 года. Они предсказывают сотни миллионов человеческих жертв по всему миру.

Этот грипп, пока что ограниченный Китаем, является болезнью кровоизлияния. Он убивает половину своих жертв за счёт резкого уменьшения в организме запасов аскорбата (витамина «С»), вызывая цингу и нарушение артериального кровоснабжения, что, в свою очередь, становится причиной кровоизлияния в лёгкие и синусные полости.

Большинство людей в наши дни получают в свой организм витамин «С» в количествах достаточных только, чтобы предотвратить цингу в нормальных условиях жизни (обычно 60 мг в день), и не готовы к такой болезни. (Недостаток витамина «С» является основной причиной многих детских смертей по всему миру, а также, это главная причина синдрома внезапной детской смерти – SIDS.)

Чтобы подготовить себя и защитить свою семью от этого гриппа, не нужно вводить вакцину или принимать антивирусное лекарство. Если вам будут предлагать вакцину и / или антивирусное лекарство, откажитесь, пожалуйста. Они, на самом деле, только снизят ваш иммунитет. Вакцины содержат много токсичных компонентов, таких как алюминий и ртуть, а антивирусные лекарства вмешиваются в важнейшие процессы человеческого тела. Исторические факты вакцинаций свидетельствуют, что в действительности они увеличивают шансы серьёзно заболеть.»

Иногда вы чувствуете себя хорошо, иногда – нет. Вы встаёте с постели, вы хорошо выспались, хорошо поели. Но через некоторое время вы теряете сосредоточенность и, если ляжете в кровать, то снова уснёте. Вы не чувствуете себя достаточно активным, как обычно.

Это показатель того, что вы больны. Не обязательно серьёзно, но вы больны. Вам холодно. Ваше внимание привлекает низ позвоночника, с ним не всё хорошо. Вам не хочется вставать и заниматься делами. Ваша координация нарушена.

Здесь вы ничего не сможете сделать. Это как грипп: ваша болезнь будет продолжаться и потом пройдёт. Время, которое займёт процесс выздоровления, зависит от общего состояния вашего здоровья. Если ваше здоровье крепкое, всё может пройти за один день. А может не пройти никогда.

Вы должно быть заметили, что к вам не пристают болезни, инфекционные они или нет, пока Бог этого не захочет. Вышеприведенные принципы работают, какая бы болезнь не была.

В других случаях, вы заболеваете в результате несчастного случая.

По крайней мере раз в год болезнь приходит к каждому. Если вы здоровы, то беспокоится не чём. Вы можете даже не заметить, что с вами не всё в порядке.

Если вы больны, вам следует тепло одеваться и носить носки. Также вам нужно много отдыхать.

Глава 3: Исцеление

Теперь я обращаюсь к теме исцеления.

Существует естественное исцеление и неестественное исцеление.

При естественном исцелении вы находитесь в контакте со своей душой, и она говорит вам, что делать. Это может быть немного отдохнуть, принять каких-нибудь снадобий из трав, пойти к врачу. Может быть множество вариантов, в зависимости от природы и серьёзности заболевания, от вашей личности и от того, в чём вы нуждаетесь.

При неестественном лечении вы делаете то, что вам говорят другие. Вы обращаетесь к врачу, и он прописывает вам лекарство или накладывает на ногу гипс. Вы обращаетесь к учителю йоги, и он или она указывает вам делать то или иное упражнение.

Изначальная цель истинной йоговской тренировки — это сделать так, чтобы вы коснулись своей души, которая живёт в вашем сердце. Когда это происходит, в каждый момент своей жизни вы знаете что нужно делать, в противоположность догадкам и надежде на лучшее.

Врач, опираясь на свой опыт, может утверждать, что 95 % пациентов вылечиваются. Он уверен, что вашу сломанную ногу можно вылечить, если наложить гипс. Только Ваша душа знает, лучший ли это для вас способ лечения или нет. Ваш врач этого не знает. Он вас не любит, у него несовершенные знания в данной диспозиции, он может только угадывать, что будет лучше. Ваша душа знает вас, любит вас и точно знает, что вам нужно.

Встаёт вопрос, выздоровели ли вы на самом деле? Иногда утверждают, что перелом в кости зарос, если отсутствуют боли. Это необязательно правда. Боли может не быть, а сломанная кость всё ещё может оставаться сломанной (и поэтому не выполнять своих функций, то, что она должна делать). Боль с течением времени всегда уходит, а также, вы до какой-то степени привыкаете к боли. Ткани вокруг кости могут зажить и боль уйдёт

Точно так же ваши поля эмоциональной и умственной энергии могут быть травмированы, и боль через некоторое время уйдёт. И точно так же, раненые поля эмоциональной и умственной энергии не выполняют то, что они должны выполнять. Боль со временем исчезает, потому что эти энергетические поля постоянно обновляются новыми переживаниями, а старым переживаниям придаётся меньше значимости. Для самых острых событий воздействие новых впечатлений в два раза превосходит воздействие впечатлений от событий недельной давности.

Скорость сглаживания впечатлений от неострых событий выше, чем от острых, они могут сглаживаться в два раза быстрее.

Глава 4: Диета

Диет для вас имеется много. Природа для каждой из стран припасла свой ассортимент блюд. Человеческое тело прекрасно приспосабливается к набору природных продуктов и их доступности.

Что именно для вас хорошо, зависит от вашего телосложения. У каждого из нас есть то, что в Индии называют аюрведическим дисбалансом тридоша. Существует три доши: капха, пита и вата. Смесь элементов в вашем организме такая, что у вас может быть капхи больше или меньше одной трети. Или у вас может быть больше питы или меньше питы, или вы можете иметь больше ваты или меньше ваты.

Самое важное – это измерить ваш метаболизм: на сколько быстро вы набираете вес. Это непосредственно связано с питой. У человека с 17 % питы, например, показатели обмена веществ составляют 50 % от показателей среднего здорового человека. Питу измерить легко.

Например, у высоких людей в среднем большая составляющую питы. Им, чтобы укрепить своё долгосрочное здоровье, необходимо принимать в пищу больше молока. Те, кто легко набирает вес, в свою диету должны включать меньше молока и больше йогурта.

Это без преувеличения самый важный аспект вашего решения в отношении диеты. Молоко и йогурт содержат все необходимые для жизни компоненты. В зависимости от того, что я называю индексом неподвижности: насколько вы активны в сравнении с оптимумом, вам необходим дополнительный сахар. Ничего другого в диете вам не требуется.

Глава 5: Физические упражнения

Активная в разумных пределах жизнь – это второе, что, наряду с диетой, требуется для нормального обмена веществ. Я её измеряю показателем, который называю индексом неподвижности. Для хорошего здоровья этот индекс составляет около 200.

Индекс неподвижности: Активность можно разделить на следующие категории:

	% (пример) (1)	Множитель для получения индекса (2)	Индекс неподвижности = (1)*(2)
Физические упражнения (включая секс и йогу)	4	0	0
Обычная прогулка	4	1	4
Медленная прогулка	0	2	0
Сидение на стуле	60	4	240
Сидение на земле, нахождение в положении стоя	2	2	4
Сон или отдых	30	3	90
	100		338

В действительности индекс неподвижности немного сложнее, чем показано в таблице. Он зависит от количества занятий йогой и от того, как много вы пользуетесь мозгом в течение дня. И то, и другое оказывают громадное влияние на ваш индекс. Но если вы не занимаетесь йогой и пользуетесь мозгом, как средний человек, то вышеприведенная таблица будет хорошим показателем вашего индекса неподвижности. Дальше я буду говорить о корректировках, которые вносят занятия йогой.

Как я уже сказал, для хорошего здоровья вам необходимо держать индекс неподвижности на низких значениях, около 200. Делать это следует разумным образом:

Вместо сидения на стуле, сидите по возможности больше на земле.

Сексуальную активность желательно увеличить до 1,5 часов в день, если вы женаты, или до 10 минут в день – если не женаты.

Если вы старше 15 лет, совершайте медленные прогулки в течение одного часа в день.

Не следует продлевать физические упражнения, кроме секса, более, чем до тридцати минут в день.

Переключиться с сидения на стуле на сидение на земле будет решающим изменением в вашем образе жизни. Если вы это сделаете, вы можете сильно снизить ваш индекс неподвижности, например, с 340 до 220.

Если заниматься йогой по 30 минут в день, индекс неподвижности следует умножить на 0,7. Однако йога уменьшает ваш половой позыв и может, как и любой другой вид спорта, нанести вам травму. Если ежедневное продолжительность занятий йогой обозначить за X минут, то индекс неподвижности следует умножить на $(1 - (X / 100))$

Значения индекса выше 250 или ниже 150 говорят, что вы серьёзно вредите своему здоровью. Под понятием «серьёзно» я имею ввиду, что ваша способность противостоять болезням и выполнять повседневные бытовые задачи (без медицинского вмешательства) резко упадёт в возрасте после 60 лет.

Глава 6: Сон

Наряду с диетой и физическими упражнениями, вам, также, необходимо правильное количество сна – не слишком много и не слишком мало.

Большинству из нас необходимо уменьшать количество сна или отдыха, поскольку мы не очень устаём в течение дня. Количество сна зависит от значения индекса неподвижности, от степени расслабления и от количества принимаемой пищи.

Главным фактором, определяющим, сколько сна вам требуется, является степень расслабления.

Типичному человеку со средней степенью расслабления требуется около 7 часов сна в день. Но эта величина меняется от человека к человеку и вам нужно проэкспериментировать, чтобы уточнить минимальное количество сна, достаточное вам, чтобы сохранять нормальную работоспособность.

Вы можете снизить требуемое количество сна до 4 часов в день, если сможете войти в состояние истинного расслабления, без ссор и т. п.

Чем выше ваш индекс неподвижности, тем меньше сна вам требуется.

Глава 7: Затруднения со сном

Главными факторами являются:
- чрезмерно энергичный ум
- слишком много сна
- отход ко сну до появления усталости

В наши дни, почти у каждого человека ум чрезмерно деятелен, что вызывается то ли стимуляторами, такими как кофе или чай, то ли напряжением на работе, перегрузкой работой, то ли по привычке.

Чтобы успокоить ум, следует сменить занятие, побыть на природе, расслабиться сексуально или сделать дыхательные упражнения йоги.

Чем выше ваша чувственность, тем большее воздействие на вас оказывают стимуляторы. Вам не следует применять ни лекарства, ни средства на травах.

Глава 8: Получение удовлетворения от своего тела такого, какое оно есть

Иногда с недомоганием ничего нельзя сделать. Грипп будет развиваться своим курсом. В Западной медицине большинство побочных эффектов появляются по прошествии долгого времени, они очень удалены во времени в будущее. Лечение обычно оказывается губительнее болезни.

Сейчас я собираюсь говорить о том, как получить удовлетворение от своего тела такого, какое оно есть. Существует два способа достичь этого, и вы можете использовать оба. Первый способ – с помощью диеты, а второй – с помощью расслабления.

Давайте рассмотрим диету. Самым важным моментом здесь является количество сахара и соли, которые вы принимаете в пище.

Приём в пищу много сладкого, в отличие от солёного, примерно через неделю повышает уровень удовлетворённости своим полем физической энергии. Соли вам требуется крошечное количество по сравнению с её количеством, которое обычно содержится в организме человека. В природных условиях жизни люди едят фрукты и т. п. с небольшим содержанием соли.

Недовольство, которое мы наблюдаем сегодня в мире в большой степени происходит от того, что люди принимают в пищу недостаточно сладкого и слишком много соли.

Эта неудовлетворённость проникает в ваше эмоциональное, любовное и сексуальное благополучие. Половина всего недовольства в мире вызывается этими двумя факторами. И следует заметить, что сейчас неудовлетворённость находится на самом высоком уровне за всё время своего существования: все хотят «знать курс индекса Джонса", делать больше денег, получать лучшее сексуальное удовлетворение и т. д. и т. п. Согласно Западному материализму, неудовлетворённость есть движущая сила.

Даёте или не даёте вы своему телу лечиться естественным образом, в любом случае вы можете получать удовлетворение от состояния вашего существа. Сядьте или ляжьте и не двигайтесь, успокойтесь. Всё, что происходит с вами, если вы на истинном пути к Господу Богу, несёт вам добро. Ваша травма даёт вам возможность на какое-то время уйти от суеты жизни.

Глава 9: Здоровье длительного периода

Теперь я хочу обратиться к вопросу вашего здоровья на длительное время, и как вы можете повлиять на него, учитывая всё, что мы уже обсудили.

Начиная с возраста 60 лет люди чётко делятся на две группы: на тех, кто находится в хорошей физической форме и тех, кто нуждается в серьёзном больничном и другом уходе.

В какую категорию попадёте вы, зависит от того, были ли вы расслаблены или нет в своей жизни до 60-ти летнего возраста. Быть расслабленным или не быть расслабленным является привычкой. Если вы начнёте не расслабленный образ жизни в возрасте 15 лет, то не будете расслабленным до конца своих дней, если в жизни у вас не произойдёт какое-нибудь значительное событие. В возрасте 15 лет присутствует равномерное распределение состояний расслабленности, при этом одни люди очень расслаблены, другие умеренно расслаблены, третьи вообще не расслаблены и т. д.

Однако, в жизни у людей происходят разные значительные события:
- покидание дома
- приход любви
- рождение ребёнка
- занятие сексом
- смерть любимого человека
- разлучение с любимым человеком
- ссора с любимым человеком
- несчастные случаи
- психические травмы, наносимые вам другими людьми.

Соотношение добрых и злых значительных событий жизни определяется вашей кармой: равновесием хороших и плохих выборов, сделанных в вашей настоящей и прошлой жизни.

И положительные и отрицательные значительные события жизни дают вам возможность научиться расслабляться. На практике люди разделяются на две группы: на тех, кто при неблагоприятных событиях становится ещё более напряжённым, а при положительных событиях не учится расслабляться; и на тех, которые расслабляются при положительных событиях и использует отрицательные события, чтобы учиться расслабляться. Таким образом, к возрасту 60 лет обе группы людей имеют очень разные характеристики.

Когда человек расслабляется, его тело лечится более естественно и в нём развивается сила и сопротивляемость. Если же человек не расслабляется – происходит обратное.

Таким образом, к возрасту 60 лет ваше тело будет либо сильным и крепким, либо нет.

Глава 10: Быстрое исцеление

Вы, наверное, захотите прочитать эту главу, потому что в её названии есть слово «быстрое». Все чем-то заняты, все хотят, чтобы всё делалось быстро. А в результате получаем некачественное исполнение.

Тело имеет естественный период выздоровления. Самым важным фактором является напряжение. Напряжение – это болезнь номер один современного мира. Когда вы на истинном пути, Бог вам посылает время от времени болезни и несчастные случаи, чтобы побороть напряжение. Вы не можете идти на работу. Ваш муж или жена меньше ссорится с вами. Любая боль даёт вам возможность понять, что, чтобы расслабиться, следует расслабляться медленно, постепенно. Это нельзя сделать одним махом. Если вы слушаете свою душу, то душа подскажет лучший способ естественного лечения, такой, чтобы нервы поражённой области правильно зажили. Современная медицина хоть и обеспечивает быстрое лечение, но это лечение не даёт полное исцеление.

Вам следует помнить, что количество боли, которое вы испытываете в своей жизни, фиксировано и зависит от того, сколько живых существ вы травмировали в своей прошлой жизни. Вы не можете избежать боли. Её может быть сейчас больше, а потом меньше, или сейчас меньше, а потом больше. Если вам во время операции вводят обезболивающее, это может уменьшить, а может и не уменьшить количество боли, которое вам отведено выстрадать в своей жизни.

Но, если вы хотите встретиться с Богом во время своей смерти, то всё время до этого момента вам следует вести естественный образ жизни. Если вы в беспамятстве, наркотическом опьянении и тому подобное, у вас не будет ясности ума, не появится привычка и установка думать о Нём.

Современные обезболивающие средства причиняют громадный вред нервной системе. Это означает, что позже в своей жизни, чтобы избежать боли, вам придётся использовать лекарства. С моей точки зрения, через несколько лет такие лекарства применяться не будут, но это другой вопрос..

Если вы чувствуете боль, нужно заглянуть в своё сердце медленно расслабиться.

Когда вы расслабились, боль от травмы через некоторое время уйдёт. Чтобы найти положение тела, при котором это произойдёт, нужно прислушаться к своему сердцу. Чтобы выздороветь, телу требуется вся энергия. Поэтому, вам следует перейти на молочно-йогуртовую диету, чтобы освободить пищеварительную систему от работы. Свои движения нужно свести к минимуму. Если боль очень сильная, умственной работой заниматься тоже не следует.

Вам не следует ориентироваться на быстрое выздоровление. Не выходите из дому, расслабьтесь. Следите, чтобы не задеть и не ударить повреждённую часть тела – нервы уже растрепались и им нужен покой.

Если боль возобновляется, ляжьте и расслабьтесь. Создайте себе тепло. Примите положение, которое вам подсказывает ваша душа.

Глава 11: Магия

Магией люди интересовались на протяжении последних 2500 лет.

В Индии священники развили эту науку во всей полноте во благо своих персидских правителей. Своему хозяину полезно показать, что Вы владеете магией, например, сделать его могущественным или слабым. После этого он, вероятно, будет доставлять Вам меньше беспокойства. 25 процентов содержания самого знаменитого произведения Индии, «Веды», посвящено этой науке.

Но в магию люди верили не только в Индии. Нет свидетельств, что местные жители верили в какую-то другую магию, кроме как в волшебные способности йогов и богов. Но в остальном мире вера в магию была очень распространена. Бдь это Африка или Америка, или Австралазия, или Европа, или Россия. Когда христиане взяли в Европе верх, они сразу поняли, что для обретения власти им нужно было уничтожить местные религии. Отсюда сжигание ведьм. Когда они начали разрушать остальной мир, они также сосредоточились на тех, кто практиковал магию.

Но не стоит думать, что вера в магию исчезла. Современные мужчины и женщины верят в магию. Они верят во что-то, чтобы верить. Они верят, что они могут пойти к врачу для лечения болезни и что врач проведёт какое-то лечение и их болезнь пройдет, не повлияв на них. Они лечатся и хотят, чтобы болезнь ушла, ни как при этом не повлияв на них. Они не читали научной литературы. За любую возможную пользу в медицине нужно платить свою цену: в смысле повреждения Ваших иммунной и нервной систем.

Я провел эксперимент. Купил немного стирального порошка, следуя общепризнанной истине, что он не очень вреден. Он не пахнет, не так уж плох на вкус и прикосновение. Современные люди верят, что с помощью магии Вы можете избавиться от грязи на одежде, ничего при этом не потеряв. Вы покупаете стиральную машину и стиральный порошок. Я насыпал порошок в машину, включил ее и затем немного позже её выключил.

Стиральный порошок хорошо смешался с водой. Я вынул одежду и был удивлен, как отвратительно она пахла. Нет, Вы не правы, со мной все в порядке, это была вина стирального порошка. Чтобы запах ушел, пришлось долгое время отмачивать одежду в нормальной воде.

Позже я открыл дверцу стиральной машины чтобы предполагаемо очень-очень чистая вода испарилась. На следующее утро в ванной стоял очень едкий запах, даже мое банное полотенце за ночь пропиталось этими сильными химикатами. Использование стирального порошка стоит окружающей среде очень дорого.

Нет такого понятия как магия.

Часто мужчина или женщина приходит ко мне и говорит: «Я хочу, чтобы любовь в моем браке развивалась естественно, и чтобы все было естественно.» Вы прилагаете усилия, и потом только Вы можете получить результат. Любовь также не приходит по волшебству.

Сущность магии в том, что Вы хотите чего-то, но не хотите платить за это. Когда идет дождь, Вы хотите зонтик, но не желаете намокнуть, когда пойдете в магазин, чтобы купить его. Вы хотите, чтобы ведьма сказала Вам, что по волшебству Вы получите чудесного мужа или жену, не прилагая усилий к поиску.

Вы не можете увидеть вред для окружающей среды и поэтому по волшебству Вы предполагаете, что он не существует. Вы не можете увидеть вред, который наносят Вам доктора, и поэтому, Вы предполагаете, что магически они не наносят Вам вреда.

Вы покупаете в магазинах продукты, пропитанные современными химикатами и добавками, Вы не читали о вреде, который они Вам наносят и, поэтому, предполагаете, что они нормальны. А позже, когда Вы узнаете, что они вредны, Вам придется покупать современные химикаты и добавки непосредственно, в форме пищевых минеральных и витаминных добавок.

Что касается стоимости для окружающей среды, это нарушение одного из стандартных принципов этики, изложенных в философии йоги. Любой вред окружающей среде влечёт прямые последствия на Вас: Вы лично будете страдать из-за этого.

Я в магию в целом не верю. Люди верят, например, в НЛО. По-моему, существует разумное объяснение для любого видения.

Люди верят, что некоторые йоги или святые могут исцелять других людей. Моя знакомая католичка плохо себя чувствовала и попросила своего друга подержать ее руки и забрать 50 процентов ее болезни. Она верила, что если он будет держать ее руки, он заберет на себя 50 процентов ее болезни. Он не верил, что держание рук как-то повлияет и поэтому взял ее руки. Пятьдесят процентов ее болезни ушло. В христианской религии святым определяется человек, который может исцелять или частично исцелять другого человека. Например, друг этой женщины.

Означает ли это, что мы должны все начать поклоняться этому человеку? Нет. Мы можем позволить Папе решить определенно, святой или нет ее друг. Если руки до этого дойдут, я черкну ему пару строк. Конечно, если он решит, что друг этой женщины святой, тогда все католики мира начнут ему поклоняться. Он обретёт гордость и влияние.

Он станет важным человеком. Папа не захочет, чтобы такое произошло, и поэтому, будет ждать, пока ее друг не умрет, а затем объявит его святым. Таким путём Папа сохранит достоинство и важность для себя. А тем временем много-много людей будут лишены возможности отдавать свои болезни этому другу.

Поскольку они еще не осознают, что он святой. Для меня это в любом случае проигрышная ситуация. Если я напишу Папе, он не начнёт действовать, пока не будет слишком поздно. Если я не напишу Папе, он не вообще не будет действовать. В любом случае я не могу помочь Вам отдать свою болезнь этому доброму, но не верящему святому.

Именно Бог дает Вам болезнь и забирает ее у Вас. В этом мире есть только один человек, который имеет магическую силу и это - Бог. Его магия несёт пользу. Кое-кому она помогает обрести гордость и влияние и отодвинуться дальше от Него. Кое-кому она помогает отдать болезнь другим.

Глава 12: Скрытый смысл болезни

Люди подвержены недомоганиям примерно 900 видов, начиная от кокаиновых эффектов и кончая болезнью сердца. Все мы. их ощущаем время от времени. То, какой болезнью вы заболеваете – не есть случайность.

Всё, что происходит, - это желание Бога. Вы сами делаете хороший или плохой выбор и даёте своему телу направление действий. Но то, что ваше тело делает на самом деле, может совпадать с вашим желанием, а может противоречить ему, в зависимости от желания Бога.

У каждого из нас есть выбор идти по истинному пути, или перейти на него. Чем больше вы делаете хороших выборов, тем больше у вас шансов сделать такой переход. Иногда он случается в связи с болезнью или несчастным случаем.

Ниспускаемые вам недомогания представляют собой самую лучшую возможность изменить направление своей жизни или утвердиться в своём решении. Вам даётся время и удаление от работы для того, чтобы пересмотреть свою жизнь, приоритеты и мировоззрение.

На духовном пути вас тоже ждут препятствия, и отвлекающие внимание обстоятельства. Согласно философии йоги существует 13 таких препятствий и отвлекающих обстоятельств. Ими являются:

Отвлекающие обстоятельства	1	Боль и горе
	2	Отчаяние и уныние
	3	Дрожание тела и озноб
	4	Затруднённое дыхание
Препятствия	1	Болезнь

	2	Медлительность
	3	Сомнение
	4	Недобросовестность
	5	Безделье
	6	Потакание прихотям
	7	Жизнь в иллюзиях, ошибочн[...] представлениях
	8	Недостаток настойчивости
	9	Неспособность закреп[...] достигнутые результаты

Если вы встречаете препятствие, значит вы находитесь на истинном пути, но ваша злая карма накапливается и Бог решил поставить на вашем пути заставу. Вам нужно удвоить свою решимость, чтобы сделать в своей жизни хороший, а не плохой выбор.

Некоторые недомогания, которые вам ниспускаются, это не препятствия на вашем духовном пути, а отвлекающие обстоятельства. Вы не на истинном пути из-за своей злой кармы. Отвлекающие обстоятельства ещё более затруднят ваш переход на этот путь.

Если вам послано препятствие – это хороший знак. Однако в философии йоги утверждается, что вместе с препятствием одновременно вам посылается одно, или более, из четырёх отвлекающих обстоятельств.

Болезни существуют двух типов – вирусные и не вирусные. И те, и другие неизлечимы: вы будете находится под воздействием болезни, пока ваше тело не обретёт иммунитет и другие системы не переборют эту болезнь, в противном случае вы умрёте. Болезнь можно задавить антибиотиками, а в некоторых случаях, и убить, Но это несёт громадный вред вашим физической и умственной энергетическим системам. В будущем антибиотики не будут использоваться.

Вирусные болезни - это болезни окружающей среды. Вирусы к вам попадают с едой, питьём или дыханием. Они не переносятся касанием.

Не вирусные болезни появляются от неэтичного поведения. К примеру таких болезней можно отнести болезнь сердца, СПИД, рак и так далее.

Очередное бедствие, которое потрясает мир, представляет «птичий грипп» Существует 14 главных инфекционных болезней. Ни одна из них не лечится: если заболели, то ничего нельзя сделать, чтобы болезнь остановить.

Глава 13: Боль

Боль высасывает вашу энергию, и не даёт сосредоточиться ни на чём другом. Она убивает вашу чувствительность к любви и счастью. Именно поэтому физические упражнения должны быть безболезненными. Будьте внимательны в своих занятиях, чтобы не перегрузить мышцы.

Так же и в йоге, боль не нужна. Боль не способствует ни супружеской, ни семейной, ни духовной жизни. Она убивает вашу чувствительность к любви и счастью. Избегайте ненужной боли.

Как уже упоминалось во введении, количество боли, которое вам предстоит испытать в жизни, предопределено заранее в зависимости от количества травм, которые вы нанесли другим живущим в своей предыдущей жизни. Вам не поможет, к примеру, приём обезболивающих препаратов, в надежде уменьшить свои страдания от боли в своей настоящей жизни.

Объём болевых ощущений зависит от:

* Размера мозга
* Сложности нервной системы
* Способности обучаться
* Способности сотрудничать

Для человеческих существ размер мозга и сложность нервной системы более или менее одинаковы для всех людей.

Поэтому, болевые ощущения зависят главным образом от последних двух показателей.

Если вы подвержены боли и это продолжается настолько долго, что вы начинаете привыкать к боли (и, следовательно, чувствовать её меньше), тогда уменьшается ваша способность обучаться новому и сотрудничать с другими людьми.

Ещё тему боли я обсуждаю в главе 10 о быстром исцелении.

Глава 14: Побочные эффекты фармацевтических лекарств

Выгоды приёма западных лекарства хорошо рекламируются и не требуют здесь дальнейших комментариев, кроме как подчеркнуть, что они действительно очень эффективны в достижении первичной цели - облегчения боли или подавления симптома и т.п. Однако, побочные эффекты менее хорошо известны. Сейчас это, возможно, не в интересах фармацевтических компаний - проверять наличие побочных эффектов, кроме того, что требует закон.

Как показано в обычные учебниках о западных лекарствах, например, «Британский национальный свод правил», большинство лекарств имеют огромное количество возможных побочных эффектов. Как отмечено ниже, действительный диапазон эффектов намного шире, чем утверждается.

Первое, что следует отметить - это то, что основа многих лекарств кислотная. В качестве худшего случая представьте совокупный эффект проливания кислоты на мускулы, кости, ткани, нервы, и т.д. Подумайте об эффекте, например, успокаивающих лекарств, которые действуют прямо на центральную и автономную нервные системы. Дело в том, что клеточная структура тела чрезвычайно совершенная чувствительная система, и что накопления кислот и щелочей необходимо избегать там, где это возможно.

Как бы они ни были нацелены, на самом деле лекарства вмешиваются в каждую клетку тела, поскольку каждая клетка имеет нервные связи с другими клетками. Диапазон заявленных возможных побочных эффектов в «Британском национальном своде правил» удивительно широк, но побочный эффект иногда запускается только тогда, когда происходит вмешательство в клетки слабой системы тела. Все заявленные возможные побочные эффекты не возникают сразу, потому что человек имеет здоровую систему, которая в состоянии противостоять большинству эффектов.

Мы должны отметить, что каждая клетка и поэтому каждая система тела вовлечена - от роста волос до умственных способностей, зрения, способности любить. Фармацевтические компании не проверяют воздействие лекарств на эти различные системы тела, иначе они показывали бы широко простирающееся ухудшение многих различных физических/умственных функций: вмешательством повреждается каждая клетка.

Другими словами, они не испытывают влияние лекарств на функциональности слуха и всех других функций тела. Они только наблюдают, за жалобами пациентов на проблемы. Но большинство из нас не заметит 20-процентную потерю слуха или 40-процентную потерю устойчивости к стрессам, не говоря уже про незаметно крадущуюся 4-процентную потерю с каждым приёмом лекарства. Это общее широко простирающееся и постепенное ухудшение функций тела остается незамеченным и не проверяется.

Лекарства производят намного больше эффектов, чем предполагалось до сих пор. Западные лекарства пагубно и навсегда воздействуют именно на основные функции тела:
- Усиление активности щитовидной железы
- Потеря зрения
- Потеря полового влечения
- Потеря силы из-за пониженной производительности мышц
- Понижение скорости реакции из-за пониженной производительности мозга
- Потеря силы: Другие влияния
- Потеря скорости реакции: Другие влияния
- Слух
- Вкус

- Осязание
- Обоняния
- Количество сна, необходимое, чтобы восстановиться после обычного дня
- Коэффициент умственного развития
- Аналитические способности
- Эмоциональная стабильность
- Способность любить
- Умственная стабильность
- Сексуальные способности
- Вера в Бога
- Уверенность в себе
- Беглость речи
- Пищеварение
- Скорость выздоровления от болезни
- Живость
- Гибкость
- Сопротивление к болезням
- Продолжительность жизни
- Болевой порог
- Сообразительность
- Координация
- Страх
- Гнев
- Стресс
- Различение цветов
- Близорукость/дальнозоркость
- Направленный слух
- Способность слышать низкие частоты
- Способность слышать высокие частоты
- Дыхание

Большое место занимает невосстановимая потеря функциональности. Средняя потеря после двухнедельного курса обычных успокаивающих лекарств составляет 30%; после 5 недель она повышается до 35%. Первый в Вашей жизни недельный курс таких лекарств приводит в среднем к 23-процентному ухудшению основных функций тела и ума. Как показано в последней главе этой книги, можно. противодействовать эффекту таких лекарств.

Другой аспект западных лекарств возникает касательно их тенденции вызывать такие болезни, как фибромиалгию и хроническую миофациальную боль.

Глава 15: Фибромиалгия и хроническая миофациальная боль

Фибромиаолгия или ФМС означает боль в соединительной ткани сухожилий и связок, а также в мышцах. При ФМС обычные не болезненные ощущения катастрофически усиливаются и интенсифицируются. Боль становится ещё сильнее, если происходит физическая травма. Вы можете стать чувствительным к самому легкому запаху, звуку, свету, прикосновению или вибрации. У вас появятся нежные места. Для людей старшего возраста самой большой проблемой может быть усталость, опухоль мягких тканей и депрессия. Более молодые люди чувствуют дискомфорт после физических упражнений, у них несколько повышается температура, появляется чувство холода, а кожа становится чувствительной. ФМС - это нарушение работы центральной нервной системы с расстройством действия биохимической системы, воздействующими на всё Ваше тело.

Связанные с этим (но не такие же) нарушения включают в себя: Иммунодефицитный синдром хронической усталости (ИСХУ, также известный как ИС или миалгический энцефаломиелит или МЭ) и хроническая миофациальная боль, ХМБ.

При ХМБ у Вас появляются особые инициирующие места, которые болят. Миофация - это тонкая, полупрозрачная пленка, окутывающая мышечную ткань. Небольшое изменение в миофации может вызвать значительный стресс для других частей тела.

Симптомы ФМС и ХМБ меняются с каждым часом. Если они протекают очень активно – это воспалительная гиперемия. Это боль высокой интенсивности и страдания: сокрушающий приступ интенсивности, который либо постепенно нарастает, либо бьёт Вас. Она всепоглощающа. При ФМС нарушается чувственное восприятие и всё Ваше тело напоминает обнаженный нерв, который тащат по раскаленным углям.

Ещё несколько лет назад ФМС и ХМБ были относительно неизвестны, но их случаи среди населения учащаются в экспоненциальной прогрессии. Не очень широко публикуемый факт таков, что сейчас в типичной «озападненной» стране от этих болезней вместе с МЭ страдают уже от 5% до 10% части населения . Они вызываются накоплением пищевых добавок, загрязнением окружающей среды и приёмом западных фармацевтических лекарств. Ещё двадцать или тридцать лет тому назад средний человек мало страдал от этого накопления.

В настоящее время часто трудно купить или употреблять в пищу продукты, которых не коснулось загрязнение окружающей среды, например, в форме искусственных удобрений или пищевых добавок (приветствоваться будет тенденция принимать в пищу «органические» продукты). И намного больше людей в настоящее время принимают лекарства от гриппа или головной боли или, возможно, прошли пластическую операцию. Осложняющие факторы включают в себя отсутствие достаточного сна хорошего качества, беспокойство и стресс.

Основную трудность для общества, которое в будущем будет иметь большую часть населения, страдающую от ФМС, МЭ или ХМБ составляет то, что они фактически не лечатся. Очень мало можно сделать, чтобы облегчить боль при ФМС и ХМБ (на самом деле беспокойство и напряжение от опробования многочисленных средств, которые не дают результата, только ухудшают состояние). Есть одно травяное средство, но его использование предполагает полный отказ от питания естественными продуктами. При продолжающемся нанесении вреда окружающей среде неясно, как долго этим путём можно будет пользоваться.

Про ФМС и ХМБ написано большое количество книг, и я рекомендую взглянуть на некоторые из них.

Глава 16: Последствия потери крови

Медицинская наука еще не знает о чрезвычайно вредных последствиях для человека, вызываемых потерей (или сдачей) крови, даже если она впоследствии и восстанавливается. Ниже перечислены приблизительные эффекты для среднего здорового человека от потери 1 литра крови в течение Вашей жизни до текущего времени. Чем больше крови теряется или забирается, тем тяжелее совокупные эффекты.

Но потери в функциональности тела имеют определённый максимум, так что после потери около 10 литров крови за свою жизнь дальнейший вред человеку от потери большего количества крови относительно мал. Как показано в нижеприведенной таблице, средняя потеря функциональности от потери 10 литров крови - 29%, по сравнению с 6%, при потере 1 литра крови. Потеря 30 литров в Вашей жизни приводит к потере функциональности в среднем на 36%.

Ущерб	Процент
Усиление активности щитовидной железы	12%
Потеря зрения	10%
Потеря полового влечения	23%
Потеря силы из-за пониженной производительности мышц	40%
Понижение скорости реакции из-за пониженной производительности мозга	4%
Потеря силы: Другие влияния	4%
Потеря скорости реакции: Другие влияния	20%
Слух	3%
Вкус	4%

Осязание	5%
Обоняния	4%
Количество сна, необходимое, чтобы восстановиться после обычного дня	11%
Коэффициент умственного развития	7%
Аналитические способности	17%
Эмоциональная стабильность	3%
Способность любить	2%
Умственная стабильность	4%
Сексуальные способности	5%
Вера в Бога	4%
Уверенность в себе	1%
Беглость речи	4%
Пищеварение	6%
Скорость выздоровления от болезни	2%
Живость	11%
Гибкость	1%
Сопротивление к болезням	4%
Продолжительность жизни	4%
Болевой порог	3%
Сообразительность	4%
Координация	4%
Страх	4%
Гнев	7%
Стресс	6%
Различение цветов	0%
Близорукость/дальнозоркость	2%
Направленный слух	1%
Способность слышать низкие частоты	2%
Способность слышать высокие частоты	4%
Дыхание	1%
Средней	6%

Конечно, легко научно проверить большинство, но не все процентные потери, которые я привожу в этой таблице. Какой медицинский исследователь отважится сделать это?

Глава 17: Последствия от снятия ЭЭГ

Мозг - самая чувствительная часть тела. Ниже перечисляются приблизительные эффекты для среднего здорового человека, появляющиеся при подсоединении электродов ЭЭГ (электроэнцефалографа) к различным частям головы. Когда Вы первый раз проходите ЭЭГ, происходит ужасающая (постоянная) потеря производительности Вашего тела и ума. Последующие ЭЭГ имеют небольшой эффект.

Поскольку обычно обстоятельства, при которых у Вас снимают ЭЭГ, очень серьезны, то последствия от снятия ЭЭГ не замечаются. Но, более того, люди даже не замечают значительных изменений в своих способностях. Вы заняты своими повседневными делами и забываете, каким Вы были вчера; Вы точно не измеряете, да и не можете измерить, свои способности.

Ущерб
Усиление активности щитовидной железы
Потеря зрения
Потеря полового влечения
Потеря силы из-за пониженной производительности мышц
Понижение скорости реакции из-за пониженной производительны мозга
Потеря силы: Другие влияния
Потеря скорости реакции: Другие влияния
Слух
Вкус
Осязание
Обоняния
Количество сна, необходимое, чтобы восстановиться после обы дня
Коэффициент умственного развития
Аналитические способности
Эмоциональная стабильность

Способность любить
Умственная стабильность
Сексуальные способности
Вера в Бога
Уверенность в себе
Беглость речи
Пищеварение
Скорость выздоровления от болезни
Живость
Гибкость
Сопротивление к болезням
Продолжительность жизни
Болевой порог
Сообразительность
Координация
Страх
Гнев
Стресс
Различение цветов
Близорукость/дальнозоркость
Направленный слух
Способность слышать низкие частоты
Способность слышать высокие частоты
Дыхание
Средней

Будет полезен дополнительный комментарий по поводу Вашего сна и уменьшения IQ (коэффициента умственного развития). Количество сна, которое Вам необходимо, частично связано с умственными усилиями и частично связано с физическими усилиями. Чтобы восстановиться после своей умственной деятельности на протяжении дня, среднему человеку требуется около 20 минут сна, и именно это количество увеличивается на 60%. В результате прохождения ЭЭГ некоторым людям требуется существенно больше сна (иногда на 3 часа больше), если в течение дня они прилагают значительные умственные усилия. Потребность в дополнительном сне в связи с приложением физических усилий –низкая.

Касательно IQ (коэффициента умственного развития), текущие тесты IQ большей частью проверяют память, а не IQ. Первая ЭЭГ, которую Вы проходите, существенно воздействует на Ваши аналитические способности (т.е., Ваш интеллект), но обычно измеряется только небольшое (7 пунктов) влияние на IQ.

Глава 18: Помочь

Может случиться так, что Вас заставят против Вашего желания принять западное лекарство или яд. Что можно сделать, чтобы противодействовать результатам такого вмешательства? Вот процедура:

• Сразу после принятия и всегда, когда можете, думайте о Боге.

• Сначала проделайте 10 минут пранаямы (дыхательных упражнений йоги). Это должно быть ровное, тихое, глубокое дыхание (которое называется удджджайи), особенно сосредотачивайтесь на выдохе. Находиться следует в положении лёжа.

• Затем сядьте, ноги просто скрестите, а голову держите прямо и представьте белый свет, входящий в темя Вашей головы. Весь Ваш мозг должен озариться. Удерживайте это ощущение (светлого мозга) настолько долго, насколько сможете с глазами, смотрящими в Ваше сердце. Ваше тело тоже может стать светлым, то есть ярким. Старайтесь удерживать ощущение светлого и яркого мозга.

Этот свет есть Бог. Пребывайте в этом состоянии до 20 минут.

• Не беспокойтесь, если Ваша концентрация прибывает и исчезает. Бог вознаграждает усилие, а не успех.

• После этого на 20 минут снова лягте на спину (йогическая поза: савасана).

Эта процедура работает для западных лекарств и (некоторых) ядов, которые принимаются в таблетках (глотаются) или растворенными в воде.

Яды, которые упоминаются здесь, не включают типы или количества, которые убивают Вас менее, чем за один день. В случае, когда яд Вас убивает, нужно следовать процедуре (т.е. видеть входящий в темя белый свет) как можно лучше и не беспокоиться, если для этого приходится прикладывать усилия. Яд все равно убьет Вас, но это будет менее болезненно и предсмертный период будет менее травмирующим, чем если Вы прибегнете к западному лечению – пусть даже при западном лечении Вы избегаете боли и уходите от смерти, но при следующем случае смерть Ваша будет ещё более болезненной.

Перед принятием таких лекарств в жидкой форме следует проверить, если это возможно, было ли оно растворено в воде, а не в чем-то еще.

Если жидкость не вода или не может быть водой, делайте пранаяму сколько сможете (до 10 минут), но Вам может понадобиться принять положение лёжа и частично для пранаямы, и для того этапа, когда бы Вы сидели и созерцали Бога. Просто старайтесь изо всех сил.

Эта процедура работает также и для других ядов, которые могут быть введены в Ваше тело. Действие вещества сводится к минимуму.

Проделайте это за день и в день приёма три раза.

После вмешательства в Ваше тело и созерцания Бога Вам будет необходимо как минимум 24 часа, чтобы прийти в себя, и для воздействия этого средства. Очень полезно было бы повторять процедуру в течение этих 24 часов (то есть, чтобы на каждое вмешательство в Ваше тело приходилось минимум по пять созерцаний Бога).

Ни до ни во время вмешательства ничего особого делать не нужно, кроме как во время вмешательства в тело сохранять расслабленность и дышать с полным выдохом, замедленным на столько, на сколько сможет. По большей части Вы будете слишком нервничать, чтобы испытывать ощущение белого света, но если Вам удастся это сделать, тогда от вмешательства получите не вред, а. пользу.

Если Вы хотите это попробовать, тогда сядьте, ноги просто скрестите, закройте глаза и попросите человека, который наносит Вам вред (или его/ее ассистента) сказать Вам о начале вмешательства непосредственно перед этим началом. После этого лягте на спину (савасана).

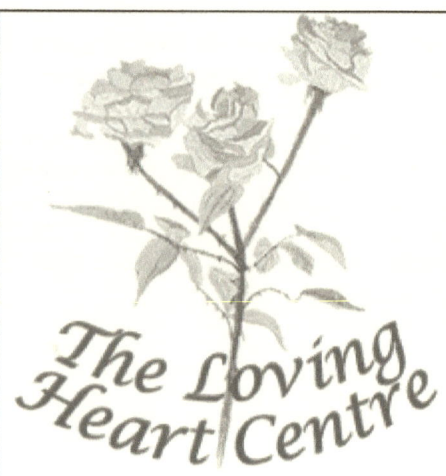

Находится ли Ваше тело в хорошей физической форме, является ли оно здоровым и крепким? Довольны ли Вы им таким, какое оно есть?

Когда вы читаете статьи о занятиях спортом, Вам также следует почитать о научных исследованиях. Футбол:

"Согласно результатам исследований, проведенных в университете штата Северная Каролина в городе Чейпел Хилл, и опубликованных в журнале Friday, за 2002 год пять человек умерли от травм головы, полученных на поле во

Шям занимается Його[ ] 1957 года, а преподаёт [ ] 1973 года.

Мать его национальности чешка, отец – индиец, но сам Ш[ ] вырос в Англии и [ ] прожил почти всю с[ ] жизнь, полу[ ] христианское воспитани[ ]

В колледже он на[ ] интересоваться философией Йоги индуизмом.

Позже он при[ ] индусскую веру, а затем 2001 году, снял с[ ] индусскую священн[ ] нить, чтобы полност[ ] посвятить жизнь помо[ ] всем добрым люд[ ] помогать им почувствов[ ] себя счастливыми.

В жизни у него [ ] богатый религиоз[ ] опыт, и каждое мгновен[ ] свободное от сна, поклоняется Богу.

Шям Мехта, Центр Любящего Сердца,
www.lovingheartcentre.net

время игры. Трое из этих пяти были студентами высших учебных заведений, один - членом молодёжной футбольной команды, и еще один - членом полупрофессиональной лиги.

Ещё 10 человек умерли по естественным причинам, прямо не связанным с игрой, но спровоцированным тяжёлыми тренировками."

В этой книге не принимаются во внимание Западные теории о хорошей физической форме.

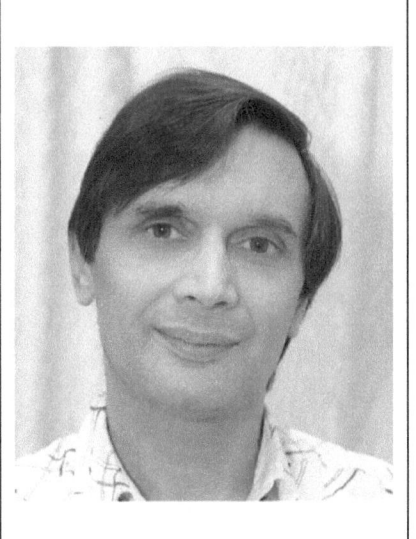

65